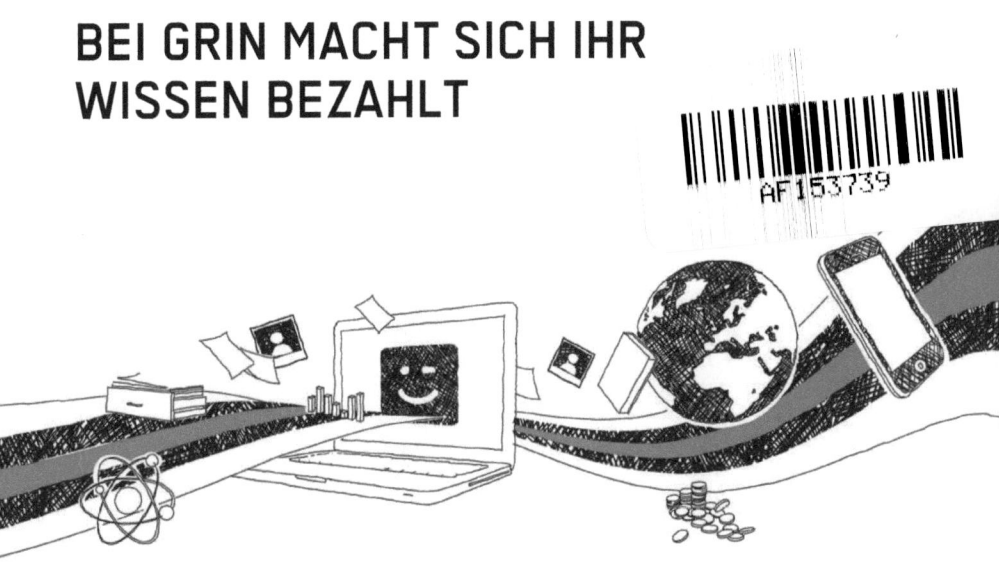
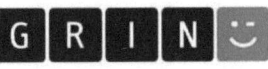

Fettabbau und Training für einen Marathon. Ein Trainingsplan

G R I N ☺

Bibliografische Information der Deutschen Nationalbibliothek:

Die Deutsche Nationalbibliothek verzeichnet diese Publikation in der Deutschen Nationalbibliografie; detaillierte bibliografische Daten sind im Internet über http://dnb.d-nb.de abrufbar.

ISBN: 9783346301581
Dieses Buch ist auch als E-Book erhältlich.

© GRIN Publishing GmbH
Nymphenburger Straße 86
80636 München

Druck und Bindung: Books on Demand GmbH, Norderstedt Germany
Gedruckt auf säurefreiem Papier aus verantwortungsvollen Quellen

Das vorliegende Werk wurde sorgfältig erarbeitet. Dennoch übernehmen Autoren und Verlag für die Richtigkeit von Angaben, Hinweisen, Links und Ratschlägen sowie eventuelle Druckfehler keine Haftung.

Das Buch bei GRIN: https://www.grin.com/document/961051

Inhaltsverzeichnis

1 Diagnose

In der ersten Aufgabe werden allgemeine, sowie biometrische Daten einer Testperson erfasst. Des Weiteren findet bei der aufgeführten Testperson eine Leistungsdiagnostik statt. Am Schluss wird der Gesundheits- und Leistungsstatus der Testperson in Hinblick auf die Belastbarkeit für das Ausdauertraining zusammengefasst.

1.1 Allgemeine und biometrische Daten

Tab.1: Allgemeine Daten (eigene Darstellung)

Alter	20 Jahre
Geschlecht	Weiblich
Körpergröße	1,79 Meter
Körpergewicht	75 Kilogramm
Trainingsmotive	- Fettabbau - Marathon laufen können
Berufliche Tätigkeit	Studentin, Fitnesstrainerin, Barkeeperin
Frühere sportliche Aktivitäten	- Reiten 5. – 9. Lebensjahr → 2-3 Mal reiten in der Woche - Fußball 11. - 13. Lebensjahr → 3 Mal die Woche Training - Kickboxen 16. - 18 Lebensjahr → 3 – 4 Mal die Woche Training, darunter 2 mal Cardio und 2 mal Sparring
Aktuelle sportliche Aktivitäten	- Kraftsport im Fitnessstudio seit 2 ½ Jahren → 5 Mal die Woche Training mit Trainingssystem - Ausdauertraining 1-2 Mal die Woche á 30 Minuten
Verfügungsrahmen	3 Mal die Woche 90 Minuten
Blutdruck	123mmHg zu 83mmHg Der Blutdruck ist im normalen Bereich.
Ruhepuls	59 Schläge die Minute 3x direkt nach dem Aufstehen gemessen und den Mittelwert gebildet.

Körperfettanteil	25%
Allgemeiner Gesundheitszustand	Die Testperson hat weder orthopädische, noch internistische Probleme, befindet sich nicht in ärztlicher Behandlung und nimmt keine Medikamente ein. Auch sonst gibt es keine gesundheitlichen Einschränkungen.

Tab. 2: Allgemeiner Gesundheitszustand (eigene Darstellung)

Zustandsparameter	Status
Orthopädische Probleme	Nein
Internistische Probleme	Nein
Ärztliche Behandlung	Nein
Einnahme von Medikamenten	Nein

Tab. 3: Voreinstufung nach Ruheherzfrequenz und Lebensalter (modifiziert nach Trunk, 2001; IPN, 2004, S.4; zitiert nach Kettenis & Eifler, 2017, S.68)

Alter HF/Ruhe	<20	20-29	30-39	40-49	50-59	60-69	>70
<50 S/min	140 S/min	135 S/min	130 S/min	125 S/min	115 S/min	110 S/min	105 S/min
50-59 S/min	145 S/min	140 S/min	135 S/min	125 S/min	120 S/min	115 S/min	110 S/min
60-69 S/min	145 S/min	145 S/min	135 S/min	130 S/min	125 S/min	120 S/min	115 S/min
70-70 S/min	150 S/min	145 S/min	140 S/min	135 S/min	130 S/min	125 S/min	120 S/min
80-89 S/min	155 S/min	150 S/min	145 S/min	140 S/min	135 S/min	125 S/min	125 S/min
>90 S/min	160 S/min	155 S/min	150 S/min	145 S/min	135 S/min	130 S/min	125 S/min

Tab.4: Voreinstufung unter zusätzlicher Berücksichtigung der Trainingshäufigkeit ausdauerrelevanter Aktivitäten (modifiziert nach Trunz, 2001; IPN, 2004, S.4; zitiert nach Kettenis & Eifler, 2017, S.69)

Trainingszustand	Trainingshäufigkeit / Woche	Stunden / Wochen	Pulsaufschlag
Kein Ausdauertraining	Kein Mal	0 Stunden	Kein Aufschlag
Wenig Ausdauertraining	1-2 Mal	≤ 1 Stunden	Kein Aufschlag
Moderates Ausdauertraining	2-3 Mal	1-2 Stunden	plus 5 S/min
Viel Ausdauertraining	3-4Mal	2-4 Stunden	plus 10 S/min
Sehr viel Ausdauertraining	>4 Mal	>4 Stunden	plus 15 S/min

Die Testperson ist 20 Jahre alt und weist einen Ruhepuls von 59 S/min auf.

Die Tabelle 3 zeigt auf das die Zielfrequenz bei 140 S/min liegt. Durch das wenige Ausdauertraining, darf die Testperson bei einer Zielfrequenz von 140 S/min bleiben, ohne weiteren Aufschlag.

1.2 Leistungsdiagnostik / Ausdauertestung

In den nächsten drei folgenden Punkten wird näher auf die Ausdauertestung, das Testverfahren und die Ergebnisse eingegangen. Es wurde sich für den Hollmann / Venrath- Fahrradergometertest entschieden.

1.2.1 Begründung ausgewählter Fahrradergometertest

Alle gesundheitlichen Parameter der Testperson sind in einem guten Bereich. Die Testperson verfügt somit laut Diagnose eine gute körperliche Belastbarkeit. Daher ist der Hollmann / Venrath - Ausdauertest, der eine Belastbarkeit von mindestens 150 Watt voraussetzt, ein geeignetes Testverfahren. Des Weiteren ist die Belastungssteigerung mit 40 Watt höher, als die Belastungssteigerung beim WHO, diese beträgt 25 Watt.

1.2.2 Durchführung Fahrradergometertest

Tab.5: Daten Testperson (eigene Darstellung)

Name	Testperson
Geschlecht	Weiblich
Alter (in Jahren)	20 Jahre
Gewicht (in Kg)	75 Kg
Größe (in cm)	179 cm
Ruhepuls (s/min)	59 S/Min
Zielherzfrequenz (IPN)	140 S/Min

Bevor der Ausdauertest beginnt, muss die Testperson eine komfortable Sitzhaltung einnehmen, sodass die Beine nicht komplett durchgestreckt sind bei der Trittphase. Außerdem sollte der Körper in einem 45°-Winkel den Lenker bequem erreichen.

Der Stufentest nach Hollmann & Venrath beginnt mit einer Eingangsbelastung von 30 Watt. Die Stufendauer beträgt 3 Minuten, heißt nach 3 Minuten wird immer um 40 Watt gesteigert. Um den Test richtig auszuführen, wird eine Trittfrequenz von 60-80 Umdrehungen die Minute gefordert. Die Pulsobergrenze von 140 S/min, wurde zuvor durch den IPN-Test festgelegt, der dient dazu, um ein Ende des Tests festzulegen.

Wichtig zu erwähnen wäre noch, dass nach jeder Minute die Herzfrequenz gemessen wird.

Der Eingangstest erfolgt in einer tabellarischen Darstellung.

Tab.6: Eingangstest des submaximalen Stufentest nach Hollmann & Venrath (eigene Darstellung)

Zeit	Watt	HF1	HF2	HF3
0-3 Minuten	30 Watt	71 S/min	73 S/min	77 S/min
3-6 Minuten	70 Watt	81 S/min	86 S/min	91 S/min
6-9 Minuten	110 Watt	99 S/min	108 S/min	118 S/min
9-12 Minuten	150 Watt	124 S/min	132 S/min	140 S/min
12-15 Minuten	190 Watt	148 S/min		

In der tabellarischen Darstellung ist erkennbar das die Testperson die zuvor festgelegte Pulsobergrenze von 140 S/min am Ende der vierten Belastungsstufe erreicht.

Die Testperson hat somit die Mindestanforderungen genau erzielen können.

Der Leistungsstand der Testperson kann jetzt bewertet werden, indem wir die relative Wattleistung berechnen.

Die relative Wattleistung wird wie folgt berechnet:

Relative Watt-Leistung = erreichte Belastungsstufe (Watt) / Körpergewicht

$$= 150 / 75$$

$$= \underline{2\ Watt / kg}$$

Der aktuelle Leistungsstand ist jetzt anhand der Normwerte nach IPN ablesbar.

Die Testperson weist durch den Wert von 2 Watt / kg eine durchschnittliche Ausdauer auf. Der Belastungsfaktor liegt bei 0,62.

Tab.7: Normwerte für relative Watt-Soll-Leistung (pro kg) für Frauen (modifiziert und zitiert nach IPN, 2004, S.8; zitiert nach Kettenis & Eifler, 2017, S.76)

Alter ——— Intensität	<30	30- 34	35- 39	40- 44	45- 49	50- 54	55- 59	>60	Bewertung
0,50	1,15	1,09	1,04	0,98	0,92	0,86	0,81	0,75	Sehr schlecht
0,51	1,20	1,14	1,08	1,02	0,96	0,90	0,84	0,78	Sehr schlecht
0,52	1,25	1,19	1,13	1,06	1,00	0,94	0,88	0,81	Sehr schlecht
0,53	1,30	1,24	1,17	1,11	1,04	0,98	0,91	0,85	Sehr schlecht
0,54	1,35	1,28	1,22	1,15	1,08	1,01	0,95	0,88	Sehr schlecht
0,55	1,40	1,33	1,26	1,19	1,12	1,05	0,98	0,91	Schlecht
0,56	1,45	1,38	1,31	1,23	1,16	1,09	1,02	0.94	Schlecht
0,57	1,50	1,43	1,35	1,28	1,20	1,13	1,05	0,98	Schlecht
0,58	1,55	1,47	1,40	1,32	1,24	1,16	1,09	1,01	Schlecht
0,59	1,60	1,52	1,44	1,36	1,28	1,20	1,12	1,04	Schlecht
0,60	1,70	1,62	1,53	1,45	1,36	1,28	1,19	1,11	durchschnitt
0,61	1,80	1,71	1,62	1,53	1,44	1,35	1,26	1,17	Durchschnitt
0,62	**2,00**	**1,90**	**1,80**	**1,70**	**1,60**	**1,50**	**1,40**	**1,30**	**durchschnitt**
0,63	2,10	2,00	1,89	1,79	1,68	1,58	1,47	1,37	Mäßig/gut

0,64	2,30	2,19	2,07	1,96	1,84	1,73	1,61	1,50	Mäßig/gut
0,65	2,40	2,28	2,16	2,04	1,92	1,80	1,68	1,56	Mäßig/gut
0,66	2,60	2,47	2,34	2,21	2,08	1,95	1,82	1,69	Sehr gut
0,67	2,80	2,66	2,52	2,38	2,24	2,10	1,96	1,82	Sehr gut
0,68	3,00	2,85	2,70	2,55	2,40	2,25	2,10	1,95	Sehr gut
0,69	3,20	3,04	2,88	2,72	2,56	2,40	2,24	2,08	Sehr gut
0,70	3,40	3,23	3,06	2,89	2,72	2,55	2,38	2,21	Sehr gut

1.3 Gesundheits- Leistungsstatus der Person

Zusammenfassend lässt sich folgendes über den Gesundheits – und Leistungsstatus der Testperson sagen. Dafür werden die vorher aufgenommenen Daten im Hinblick auf die Belastbarkeit und Trainierbarkeit bewertet. Angefangen mit den biometrischen Daten, welche im Ganzen optimale Werte aufweisen. Der Blutdruck befindet sich im normalen Bereich (123/83mmHg) (Eifler, 2017, S.281). Der Körperfettanteil der Testperson ist leicht erhöht und liegt bei 25%, dies ist auch ein Motiv um Ausdauersport zu betreiben. (Luppa, 2017, S. 32). Der Fahrradergometertest hat ergeben, dass die Testperson über eine durchschnittliche Ausdauer verfügt. Dieser Wert ergibt sich aus der oben genannten Rechnung und beträgt 2 Watt/kg. Des Weiteren weist die Testperson weder orthopädische, noch internistische Auffälligkeiten auf. Eine regelmäßige Medikamenteneinnahme liegt bei der Testperson ebenfalls nicht vor. Es liegen somit keine Kontraindikationen vor die das Ausdauertraining negativ beeinflussen könnten.

Tab.8: Blutdruckklassifikation der American Heart Association (modifiziert nach Mancia et al., 2013, S.1286; zitiert nach Eifler, 2017, S.281)

Bewertung	Systolischer Druck	Diastolischer Druck
Optimal	Normotonie = Normotonie <120 mmHg	<80 mmHg

Normal	120-129 mmHg	80-84 mmHg
Hochnormal	130-139 mmHg	85-89 mmHg
Arterielle Hypertonie = Bluthochdruck		
Milde Hypertonie (Stufe 1)	140-159 mmHg	90-99 mmHg
Mittlere Hypertonie (Stufe 2)	160–179 mmHG	100-109 mmHg
Schwere Hypertonie (Stufe 3)	>= 180 mmHg	>= 110 mmHg

2 Zielsetzungsprognose

Für eine optimale und gezielte Gestaltung des Trainingsplans der Testperson, ist es wichtig die Ziele ausreichend zu definieren.

Sie werden in der folgenden Tabelle unter 3 Gesichtspunkten konkretisiert: Inhalt, Ausmaß und Zeit.

Tab.9: Zielsetzung der Testperson (eigene Darstellung)

Inhalt	Ausmaß	Zeit
Steigerung der Ausdauerleistungsfähigkeit	4km Lauf in unter 20 Minuten	8 Wochen
Reduktion des Körperfettanteils	Körperfettanteil von 25% auf 22%	10 Wochen
Blutdruck senken	Blutdruck von 123/83 mmHg auf 119/79 mmHg	12 Wochen

Steigerung der Ausdauer:

Die Testperson möchte einen 4km Lauf in unter 20 Minuten laufen. Die aktuelle Zeit über diese Distanz liegt bei 23 Minuten. Die Zeit der Zielsetzung wurde hierbei mit 8 Wochen berechnet. Ziel ist es, den ermüdungsbedingten Abbruch der sportlichen Anforderung möglichst lange hinaus zu zögern.

Reduktion des Körperfettanteils:

Die Testperson möchte ihren Körperfettanteil um 3% reduzieren. Der aktuelle Körperfettanteil liegt bei 25% und somit im normalen–hohen Bereich. Die Zeit der Zielsetzung wurde mit 10 Wochen berechnet. Die Kombination aus gesunder Ernährung und zusätzlichem Ausdauertraining soll die Testperson an ihr Ziel bringen.

Blutdruck senken:

Um den Gesundheitszustand unserer Testperson noch besser zu optimieren, soll der Blutdruck von 123/83 mmHg auf einen optimalen Wert von 119/79 mmHg gebracht werden.

Die Zeit der Zielsetzung wurde mit 12 Wochen berechnet. Es ist bewiesen, dass durch konstante körperliche Aktivitäten in Form von moderatem oder intensivem Ausdauertraining der Blutdruck bis zu 6,9 mmHg systolisch und 4,9 mmHg diastolisch verbessert werden kann. (Sportkardiologie, Niebauer, 2015, S.24)

3 Trainingsplanung Mesozyklus

3.1 Grobplanung Mesozyklus

In der folgenden Tabelle wird die Grobplanung des Mesozyklus der Testperson aufgezeigt.

Tab.10: Grobplanung Mesozyklus (eigene Darstellung)

Dauer	6 Wochen
Trainingszielsetzung	Verbesserung der Grundlagenausdauer
Wöchentlicher Trainingsumfang	2-3 Stunden
Trainingsmethoden	Extensive Dauermethode Variable Dauermethode Intensive Dauermethode
Belastungsintensität	50-60% von HFmax (regenerativ) 60-70% HFmax (extensiv) 70-80% von HFmax (variabel) 80-85% von HFmax (intensiv)
Trainingshäufigkeit pro Woche	3-4 mal die Woche
Trainingsdauer der Trainingseinheiten	20-30 min (regenerativ) 45-90 min (extensiv) 30-60 min (variabel) 40-45 min (intensiv)
Ausdauertrainingsgeräte	Laufen (beliebige Strecke), Crosstrainer, Fahrrad

3.2 Detailplanung Mesozyklus

In den folgenden Tabellen wird der sechs wöchige Mesozyklus im Detail aufgezeigt. Die Tabelle wird in folgende Gesichtspunkte aufgeteilt: Trainingsziele, Trainingsmethoden, Trainingsintensitäten, Trainingsdauer und die Trainingsgeräte. Das Training wird in einem Zeitraum von 6 Wochen festgehalten.

Tab.11: 1 Woche des Mesozyklus (eigene Darstellung)

1.Woche	Montag	Mittwoch	Freitag

Trainingsziel	GA 1	GA 2	GA 1
Trainingsmethode	Extensive Dauermethode	Variable Dauermethode	Extensive Dauermethode
Trainingsintensität	60-70% von HFmax	70-80 von HFmax	60-70 von HFmax
Trainingsherzfrequenz	123-143 S/min	143-164 S/min	123-143 S/min
Trainingsdauer	60 Minuten	30 Minuten	60 Minuten
Ausdauertrainingsgerät	Fahrrad	Laufband	Crosstrainer

Tab.12: 2 Woche des Mesozyklus (eigene Darstellung)

2.Woche	Montag	Mittwoch	Freitag
Trainingsziel	GA 1	GA 2	GA 1
Trainingsmethode	Extensive Dauermethode	Variable Dauermethode	Extensive Dauermethode
Trainingsintensität	60-70% von HFmax	70-80 von HFmax	60-70 von HFmax
Trainingsherzfrequenz	123-143 S/min	143-164 S/min	123-143 S/min
Trainingsdauer	60 Minuten	40 Minuten	60 Minuten
Ausdauertrainingsgerät	Fahrrad	Laufband	Crosstrainer

Tab.13: 3 Woche des Mesozyklus (eigene Darstellung)

3.Woche	Montag	Mittwoch	Freitag
Trainingsziel	GA 1	GA 2	GA 1
Trainingsmethode	Extensive Dauermethode	Variable Dauermethode	Extensive Dauermethode
Trainingsintensität	60-70% von HFmax	70-80 von HFmax	60-70 von HFmax
Trainingsherzfrequenz	123-143 S/min	143-164 S/min	123-143 S/min
Trainingsdauer	70 Minuten	40 Minuten	60 Minuten
Ausdauertrainingsgerät	Fahrrad	Laufband	Crosstrainer

Tab.14: 4 Woche des Mesozyklus (eigene Darstellung)

4.Woche	Montag	Mittwoch	Freitag
Trainingsziel	GA 1	GA 1	GA 1
Trainingsmethode	Extensive Dauermethode	Intensive Dauermethode	Extensive Dauermethode
Trainingsintensität	60-70% von HFmax	80-85 von HFmax	60-70 von HFmax
Trainingsherzfrequenz	123-143 S/min	164-174 S/min	123-143 S/min
Trainingsdauer	60 Minuten	40 Minuten	80 Minuten
Ausdauertrainingsgerät	Fahrrad	Laufband	Crosstrainer

Tab.15: 5 Woche des Mesozyklus (eigene Darstellung)

5.Woche	Montag	Mittwoch	Freitag
Trainingsziel	GA 1	GA 1	REKOM
Trainingsmethode	Extensive Dauermethode	Intensive Dauermethode	Extensive Dauermethode
Trainingsintensität	60-70% von HFmax	80-85 von HFmax	55-60% von HFmax
Trainingsherzfrequenz	123-143 S/min	164-174 S/min	112-123 S/min
Trainingsdauer	60 Minuten	40 Minuten	30 Minuten
Ausdauertrainingsgerät	Fahrrad	Crosstrainer	Laufband

Tab.16: 6 Woche des Mesozyklus (eigene Darstellung)

6.Woche	Montag	Mittwoch	Freitag
Trainingsziel	GA 1	GA 1	REKOM
Trainingsmethode	Extensive Dauermethode	Intensive Dauermethode	Extensive Dauermethode
Trainingsintensität	60-70% von HFmax	80-85 von HFmax	55-60% von HFmax
Trainingsherzfrequenz	123-143 S/min	164-174 S/min	112-123 S/min
Trainingsdauer	60 Minuten	40 Minuten	30 Minuten
Ausdauertrainingsgerät	Crosstrainer	Laufband	Fahrrad

3.3 Begründung zum Mesozyklus

3.3.1 Begründung zum angestrebten wöchentlichen Trainingsumfang

Der Umfang des angestrebten wöchentlichen Trainings wurde an das Alter, die Ziele und den wöchentlichen Verfügungsrahmen angepasst. Die Testperson hat angegeben das sie 3 mal die Woche á 60-80 Minuten Zeit für ein Ausdauertraining hat. Somit liegt der Belastungsumfang nie über 180 Minuten in dem sechswöchigem Mesozyklus.

In der ersten Woche liegt die Belastung bei 150 Minuten und steigt jede Woche um 10 Minuten. Somit liegt die maximale Belastung in der vierten Woche bei 180 Minuten. Ab der fünften Woche sinkt die Belastung um 20 Minuten. In der fünften und sechsten Woche liegt die Belastung somit bei insgesamt 130 Minuten.

Des weiteren ist ein Belastungsumfang von 3-4 Stunden Gesundheitstechnisch empfehlenswert , dieser sollte im aeroben Bereich stattfinden. Außerdem hat der Lipidstoffwechsel einen positiven Effekt (Muster & Zielinski, 2006).

3.3.2 Begründung zu den ausgewählten Trainingsmethoden

Im sechswöchigem Mesozyklus wird der intensiven, extensiven und variablen Trainingsmethode trainiert. Mit der intensiven Trainingsmethode, welche eine maximale Herzfrequenz von 80-85% aufweist, und der extensiven Trainingsmethode, welche eine maximale Herzfrequenz von 60-70% aufweist, und der variablen Trainingsmethode, welche eine maximale Herzfrequenz von 70-80% aufweist.
Diese Trainingsmethoden stabilisieren und entwickeln die Grundlagenausdauer (GA1/GA2) und fördert die Reduktion des Körperfettanteils (Hottenrott, 2006, S.64ff.).

3.3.3   Begründung der Belastungsprogression

Durch das Ausdauertrainingprogramms und der damit verbundenen Belastungsprogression in jeweils zwei Zyklen (1-3 Woche / 4-6 Woche) verzögert sich der Laktatanstieg.

Um länger im aeorben Bereich zu trainieren, wird eine regelmäßiges Ausdauertraining empfohlen (Weineck, 2004, S.199).

3.3.4   Begründung zu den angesteuerten Trainingsbereichen

Das Hauptziel für diesen Mesozyklus war die Weiterentwicklung der Grundlagenausdauer, um dieses Ziel zu erreichen habe ich mich für ein Mix aus GA1 und GA2 entschieden. Dadurch wird die Grundlagenausdauer der Testperson am effektivsten verbessert und gleichzeitig stabilisiert (Ferrauti, 2009).

Der größte Anteil am Training von insgesamt 72,2% ist der GA1 Bereich, gefolgt von dem GA2 Bereich mit insgesamt 16,7%. 11,1% fällt auf das REKOM Training ab, dieses Training dient der Unterstützung für das erholen und regenerieren der strapazierten Muskeln und Zellen.

Durch das auswählen von verschiedenen Anforderungsbereichen erzielt man gute positive Effekte der Ausdauerfähigkeit (Zintl & Eisenhaut, 2001, S.111).

3.3.5   Begründung der ausgewählten Ausdauergeräte

Um der Testperson jede Woche einen neuen Anreiz zu geben und dem Verlust der Motivation entgegenzuwirken, variieren die Ausdauergeräte. Insgesamt werden 3 Ausdauergeräte zur Verfügung gestellt: Crosstrainer, Fahrrad, Laufband.

Des Weiteren sollen die unterschiedlichen Ausdauergeräte einen Ausgleich darstellen. Auf der einen Seite das Fahrrad mit der sitzenden und einseitigen Beinbelastung und auf der anderen Seite, der Crosstrainer und das Laufband für eine aufrechte Haltung und eine beidseitige Beinbelastung.

Der Testperson ist freigestellt ob sie die Laufeinheit in der Öffentlichkeit absolviert oder auf dem Laufband.

Da die Testperson regelmäßig das Fitnessstudio besucht und dies seit einem längeren Zeitraum, sind ihr der Crosstrainer, das Fahrrad, das Laufband bekannt.

4 Literaturrecherche

In den folgenden zwei dargestellten Tabellen werden unter den Aspekten zwei Studien zum Thema Effekte des Ausdauertrainings bei arterieller Hypertonie wiedergegeben.

Tab.17: Studie 1 Zusammenfassung (eigene Darstellung)

Thema	Effekte eines 12-wöchigen Ausdauertrainings auf die körperliche Leistungsfähigkeit und den psychischen Zustand von Patienten mit isolierter systolischer Hypertonie
Wer hat die Studie durchgeführt?	Romy Meißner
In welchem Jahr wurde die Studie publiziert?	2011

	Für die Studie wurden 57 Probanden in Betracht bezogen. Ausgewertet wurden die Ergebnisse von 51 Probanden (27 Frauen, 24 Männer), da vor Beginn der Studie 3 Patienten ausschieden und noch während der Studie 3 Patienten aufgrund unterschiedlicher Gründe ausgeschlossen wurden. Die Einschlusskriterien waren Folgende: Das Alter sollte >60 Jahre betragen. Die Probanden weisen eine isolierte systolische Hypertonie mit einem systolischen Wert von >140 mmHg und einem diastolischen Wert von <90 mmHg. Ein systolischer Blutdruck von >180 mmHg und periphere arterielle Verschlusskrankheiten durften bei den Probanden nicht auffindbar sein. Außerdem sollten die Probanden in den zwölf Wochen vor dem Studienversuch keine sportliche Belastung getätigt haben.
Mit welchen Versuchspersonen wurde die Studie durchgeführt?	

Gruppe 1: Trainingsgruppe

24 Personen (11 Frauen und 13 Männer)

Alter: 62,4 Jahre – 72 Jahre

Gruppe 2: Kontrollgruppe

27 Personen (16 Frauen und 11 Männer)

Alter: 63,7 Jahre – 74,1 Jahre

(S.22 ff.)

Des Weiteren lagen bei einigen Patienten auch Nebenerkrankungen vor, wie Diabetes mellitus, KHK, HLP, diastolische Disfunktion und erblich bedingte

	Anfälligkeit für Herz-Kreislauf-Erkrankungen (S.18)
Wie sah der Versuchsaufbau der Studie aus?	Die 51 Probanden mussten sich einer Eingangsuntersuchung unterziehen, welche an der Charité-Universitätsmedizin Berlin stattfand. Darunter befanden sich folgenden Untersuchungen: Eine 24-Stunden Blutdruckmessung und einem Laufband Spiroergometrie Test. Unter anderem wurde mit einem Ruhe- und Belastungs-EKG die kardiorespiratorischen Funktionen ermittelt. Die Probanden wurden in 2 Gruppen aufgeteilt (siehe oben). Gruppe 1 absolvierte ein zwölfwöchiges Ausdauertrainingsprogramm mit jeweils drei Trainingseinheiten pro Woche. Ein Intervalltraining, welches von Woche zu Woche gesteigert wurde. Gruppe 2 hat keinen Sport getrieben. Nach 12 Wochen wurde die Eingangsuntersuchung erneut durchgeführt (S.25 ff.)
Welche relevanten Ergebnisse und Schlussfolgerungen liefert die Studie?	Bei der ersten Gruppe konnte durch das zwölfwöchige Ausdauertrainingsprogramm der systolische Blutdruck sank von 185.2 mmHg ± 5.7mmHg auf 153.8 mmHg ± 5.9 mmHg. Bei der zweiten Gruppe (Kontrollgruppe) konnte ebenfalls eine positive Veränderung festgestellt werden. Der systolische Blutdruck sank von 185.2

	mmHg ± 5.7 mmHg auf 153.8 mmHg ± 5.3 mmHg.
	Des Weiteren haben sich die Herzfrequenz, die maximale Leistungsfähigkeit und die Laktatwerte während der Studie verbessert. Alles in allem wirkt sich sportliche Aktivität, in dem Fall Ausdauersport positiv auf den menschlichen Organismus aus. (S.128)

Tab.17: Studie 2 Zusammenfassung (eigene Darstellung)

Thema	Effekte eines 12-wöchigen Ausdauertrainings auf die körperliche Leistungsfähigkeit
Wer hat die Studie durchgeführt?	Anna Lena Bickenbach (S.1)
In welchem Jahr wurde die Studie publiziert?	2011 (S.1)
Mit welchen Versuchspersonen wurde die Studie durchgeführt?	Für die Studie wurden 55 Probanden (13 Frauen, 42 Männer) in Betracht bezogen. Keiner der Probanden hat die Studie vor dem Ende verlassen, die Drop-Out Quote lag somit bei 0%. Die Probanden sollten an arterieller Hypertonie leiden, dies wird anhand einer 24-Stunden Blutdruckmessung evaluiert. Probanden mit antihypertensiva medikamentöser Einstellung in den letzten 12 Wochen wurden von der Studie ausgeschlossen. Weitere Ausschlusskriterien waren mittelschwere/schwere Hypertonie, KHK, bekannter sekundärer

	Hypertonie, Herzinsuffizienz, Herzvitien, höhergradigen Erregungsbildung- und/oder Erregungsleitungsstörungen am Herzen oder ein Herzinfarkt in den letzten drei Monaten. Die Probanden sollten in den letzten drei Monaten keinen regelmäßigen Sport gemacht haben. Anthropometrische Daten: 54.7 ± 10.4 Alter (Jahren) 175.3 ± 8,3 cm (Größe) 87.3 ± 14.7 kg (Gewicht) 28.4 ± 4.1 kg/m2 (BMI) 101 ± 10.1 cm (Bauchumfang) (S. 22 f.)
Wie sah der Versuchsaufbau der Studie aus?	Gruppe 1: Ausdauertrainingsgruppe 13 Probanden (4 Frauen und 9 Männer) Gruppe 2: Krafttrainingsgruppe 14 Probanden (3 Frauen und 11 Männer) Gruppe 3: Ausdauer- und Krafttrainingsgruppe 15 Probanden (3 Frauen und 12 Männer) Gruppe 4: Kontrollgruppe 13 Probanden (3 Frauen und 10 Männer) Alle Gruppen, bis auf die Kontrollgruppe hatten ein zwölf

	Wochen Trainingsprogramm mit drei Einheiten pro Woche. Die Trainingsgruppen machen alle jeweils ein Aufwärmtraining von fünf Minuten bei 40% ihrer HF-Reserve. Das Training hatte eine progressive Steigung mit 5% alle 2 Wochen. Es wurde mit 50% in der ersten Woche gestartet.
Welche relevanten Ergebnisse und Schlussfolgerungen liefert die Studie?	Alle Trainingsgruppen haben positive Ergebnisse erzielt. Der Blutdruck konnte in jeder Gruppe gesenkt werden. Ausdauergruppe: um 3.3 mmHg gesunken Kraftausdauergruppe: um 5.8 mmHg gesunken Kraftgruppe: um 4.9 mmHg gesunken Die Gefäßelastizität weist keine signifikanten Veränderungen auf. (S.85)

5 Literaturverzeichnis

Bickenbach, A.L. (2011). *Auswirkungen von Ausdauer- vs. Karfttraining vs. Der Kombination Ausdauer-/Krafttraining auf die systematische Hämodynamik, Gefäßlastizität sowie Herzfrequenzvaribilität bei Patienten mit arterieller Hypertonie.* Dissertation, Deutsche Sporthochschule Köln. Köln.

Eifler, C. (2017). *Studienbrief Medizinische* (Rev.17.023.000). Saarbrücken: Deutsche Hochschule für Prävention und Gesundheitsmanagement.

Ferrauti, A. (2009). *Theorie und Praxis des Konditionstrainings*. Bochum: Ruhr Universität Bochum Fakultät für Sportwissenschaft.

Hottenrott, K. (2006). *Trainingskontrolle mit Herzfrequenz-Messgeräten*. Aachen: Meyer & Meyer

Israel, S & Eifler, C. (2014). *Studienbrief medizinische Grundlagen*. Saarbrücken: Deutsche Hochschule für Prävention und Gesundheitsmanagement.

Kettenis, L. & Eifler, C. (2017). *Studienbrief Trainingslehre 2 – Gesundheitliches Ausdauertraining* (Rev.17.021.000). Saarbrücken: Deutsche Hochschule für Prävention und Gesundheitsmanagement.

Luppa, D. (2017). *Studienbrief Ernährung I* (Rev.17.022.000). Saarbrücken: Deutsche Hochschule für Prävention und Gesundheitsmanagement.

Muster, M & Zielinski, R. (2006). *Bewegung und Gesundheit. Gesicherte Effekte von körperlicher Aktivität und Ausdauertraining*. Darmstadt: Steinkopf.

Meißner, R. (2011). *Effekte eines 12-wöchigen Ausdauertrainings auf die körperliche Leistungsfähigkeit und den psychischen Zustand von Patienten mit isolierter systolischer Hypertonie*. Disseration, Universitätsmedizin Berlin. Berlin.

Niebauer (2015). Sportkardiologie, S.24

Weineck, J. (2003). *Ausdauertraining. Trainingssteuerung über die Herzfrequenz- und Milchsäurebestimmung*. Ballingen: Spitta.

Zintl, F. & Eisenhut, A. (2001). *Ausdauertraining. Grundlagen – Methoden – Trainingssteuerung* (5.Aufl.). München: BLV Sportwissen.

6 Abbildungs- und Tabellenverzeichnis

Tab.1: Allgemeine Daten (eigene Darstellung)

Tab.2: Allgemeiner Gesundheitszustand (eigene Darstellung)

Tab.3: Voreinstufung nach Ruheherzfrequenz und Lebensalter (modifiziert nach Trunk, 2001; IPN, 2004, S.4; zitiert nach Kettenis & Eifler, 2017, S.68)

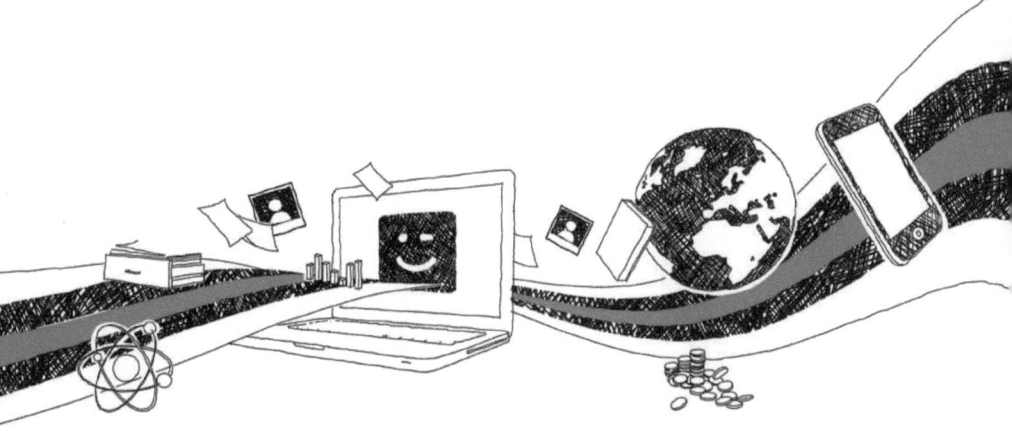
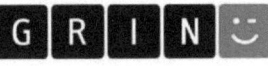